AF384761

RECHERCHES

SUR

L'importation, la Transmission et la Propagation

DU

CHOLÉRA EN PROVINCE

PAR LES NOURRISSONS DE PARIS

ET SUR

LES MOYENS PROPRES A EMPÊCHER LA TRANSMISSION

(Observations recueillies dans l'arrondissement de Montargis,

en 1854, 1865-66.)

PAR LE Dr HUETTE

MÉDECIN DES ÉPIDÉMIES

Ancien interne des hôpitaux de Paris, médecin de l'hôpital de Montargis,
Médecin cantonal, membre du Conseil d'hygiène, inspecteur de la pharmacie,
Membre fondateur de la société de Biologie,
Correspondant des Sociétés anatomiques, de médecine pratique de Paris,
De la Société académique de la Loire Inférieure,
Président de l'Association médicale du Loiret, etc.

MONTARGIS

IMPRIMERIE DE GRIMONT

—

M DCCC LXVII

Le médecin, moins que tout autre, doit
taire ce qu'il croit être vrai.

Dr CAFFE.

Nous abordons, pour la seconde fois (1), la question la
plus grave et la plus controversée de l'histoire du choléra,
en traitant de l'importation et de la transmission de ce fléau
dans les campagnes par les nourrissons venus de Paris.

Nous nous bornerons à l'observation rigoureuse et à la
relation des faits qui, par leur nombre et leur analogie,
nous autorisent à formuler la loi suivant laquelle se produit
le phénomène de la transmission après une importation
première.

La solution de ces sortes de problèmes est difficile, il faut le
reconnaître, au milieu des cités populeuses où, en quelques
jours, le fléau se développe sur plusieurs points à la fois.
On ne peut alors établir une ligne de démarcation bien
nette entre les cas produits par l'influence épidémique gé-

---

(1) Voir nos premières Recherches (*Archives générales de Médecine*, nov. 1855).

néralisée et les cas dus à une transmission plus ou moins directe résultant des forces secrètes inhérentes à la maladie. Mais, pour le médecin de campagne, l'étude des épidémies est plus facile. Dès l'apparition du premier cas, il les suit pas à pas, d'individu à individu, de maison en maison, de village en village ; il les observe à l'état naissant, assiste aux phases de leur développement, et surprend, dans leur marche dégagée de complications accidentelles, des relations de cause à effet toujours insaisissables au sein des grandes villes.

Placé dans ces conditions exceptionnellement favorables, nous avons recherché la vérité sans opinion préconçue. L'étude attentive, scrupuleuse de tous les faits que nous avons suivis en 1854, nous a conduit à des conclusions publiées dans les *Archives générales de Médecine*, en 1855. Toutefois, en songeant que le théâtre très-circonscrit de nos recherches ne pouvait fournir les éléments d'un jugement sans appel, nous aimions alors à conserver l'espoir de déductions plus consolantes, basées sur des observations plus nombreuses. Mais, depuis cette époque, une nouvelle épidémie (1866), en nous donnant la douloureuse occasion d'étudier des faits identiques à ceux que nous avions déjà relatés, n'a pu que corroborer nos convictions sur le mode de propagation et de transmission du choléra.

Dès l'année 1854, nous avions aussi remarqué que l'emploi du chlore atténuait les effets de la transmission. Nous insisterons ici plus particulièrement sur cette application prophylactique dont l'efficacité, après de nouvelles et nombreuses expériences, pour nous, ne saurait être douteuse, quand les chlorures sont employés d'après nos indications.

Aujourd'hui, le praticien ne peut plus abandonner les populations aux hasards d'une confiance aveugle dans la *non-contagion*. Nous devions donc exposer encore des faits nouveaux, qui peuvent à la fois dissiper les doutes de la science et révéler l'efficacité des mesures par lesquelles on conjure les conséquences désastreuses d'une fausse sécurité.

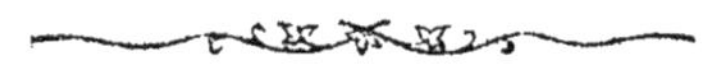

I.

Importation et transmission du choléra, en 1854, 1865-66, dans les communes de : Oussoy, Presnoy, Châtillon-sur-Loing, Saint-Maurice-sur-Fessard, Chevillon, Sainte-Geneviève-des-Bois, Douchy, Lorris, Courtenay, Châtenoy, Melleroy et Ousson.

Pendant que l'épidémie cholérique sévissait à Paris, du 11 novembre 1853 au 27 juin 1854, l'arrondissement de Montargis jouissait d'une immunité complète. Cet état sanitaire si satisfaisant persista jusqu'au jour où des nourrissons ramenés de Paris apportèrent le germe de la maladie et moururent dans des hameaux isolés, au milieu de populations jusqu'alors épargnées. Tout à coup, le fléau éclate ; il frappe d'abord les personnes qui vivent sous le toit de la première victime, se propage rapidement de proche en proche, couvre de deuil tout un village, toute une ville, puis disparaît après avoir présenté dans sa marche les phénomènes d'*importation première* par le nourrisson de Paris ; de *transmission* au milieu des familles des nourrices, et de *propagation* dans les communes voisines.

Postérieurement aux premiers faits d'importation, l'épidémie disséminée se développe sur d'autres points de l'arrondissement, sans qu'on puisse découvrir un lien direct ou indirect entre les cas nouveaux et ceux observés dans les localités primitivement atteintes. Elle se répand alors, sans direction déterminée, par le fait même de son expansion; la cause épidémique étant généralisée.

C'est ainsi que les épidémies de 1854, 1865-66, se sont développées par importation dans plusieurs communes.

Les faits qui se rattachent à l'importation du choléra par les nourrissons de Paris, ont trop d'importance pour que nous ne les relations pas ici avec tous les détails qui peuvent en garantir l'authenticité.

Faits d'importation par les nourrissons de Paris.

(Voir carte n° 1.)

Oussoy. — La femme Bresson, du hameau du Moulin-Neuf, près Oussoy, *où il n'existait aucun cas de choléra*, va chercher à Paris un nourrisson qu'elle ramène le 27 juin. 48 heures après son arrivée, le nourrisson éprouve les premiers symptômes du choléra et succombe le 3 juillet. Peu de jours après, un enfant Bresson est atteint et meurt le 13 juillet. A la même date, la femme Bresson est frappée ; elle succombera le 17.

A partir du 13, *elle reçoit les soins de deux voisines*, les femmes Sahan et Moret, qui sont bientôt prises et succombent, l'une le 16, l'autre le 24.

Le mari de la femme Bresson est atteint et meurt le 26.

Enfin, la femme Burette, qui habite l'extrémité du hameau, *lave le linge des femmes Sahan et Moret :* elle n'est point épargnée par la maladie.

Ainsi fut *importée, se transmit* et *se propagea* l'épidémie qui enleva dix-huit personnes en peu de temps dans la commune d'Oussoy ! Le hameau du Moulin-Neuf est composé de dix corps de bâtiments séparés par de grandes distances. Les cholériques n'ont été observés que dans les maisons dont les habitants ont eu des rapports journaliers avec les quatre familles Bresson, Sahan, Moret et Burette, familles directement et intimement groupées autour du nourrisson de Paris et de la nourrice Bresson (1).

---

(1) Nous ne pouvons parler de l'épidémie qui désola cette commune, sans rendre hommage à la mémoire du charitable et courageux abbé Bouloy, mort victime de son dévoûment. Peut-on mieux le faire qu'en reproduisant ici la lettre qu'il écrivait, la veille de sa mort, à l'archidiacre, curé de Montargis ?

Monsieur l'Archidiacre,

Je ne veux pas rester plus longtemps sans vous donner avis du terrible fléau qui dévore mes bien-aimés Paroissiens.

La terreur s'est tellement emparée de la population, que deux ménages se sont éloignés avec toute leur famille de ce lieu de désolation, de sorte que le hameau, composé de onze ménages, ayant vu l'épidémie sévir sur quatre familles, dont deux

D'Oussoy où il est primitivement concentré, le choléra va bientôt se propager à de grandes distances : à Presnoy et à Châtillon, où il sera transmis par les parents des malades d'Oussoy. N'oublions pas son origine et suivons sa trace.

PRESNOY. — Une jeune femme nommée Marois, domiciliée à Presnoy, *où le choléra n'existait pas,* se rend à Oussoy avec son frère pour donner des soins à des parents atteints de la maladie. De retour à Presnoy, après le décès de leurs parents, Marois et sa sœur éprouvent un choléra léger dont ils guérissent. Mais l'enfant de Marois, âgé de 4 ans, et un autre enfant à la mamelle sont atteints et succombent. Il ne se développa pas d'autres cas dans le bourg de Presnoy.

CHATILLON. — Un journalier nommé Prochasson, âgé de 35 ans, du faubourg du Puirault, quitte Châtillon, *où il n'existait aucun cas de choléra,* et se rend à Oussoy pour soigner des parents malades. Il fut atteint immédiatement après son retour d'Oussoy, et reçut les soins de ses voisins. L'épidémie frappe d'abord les voisins de Prochasson et sévit avec intensité dans le faubourg du Puirault, où elle

sont éteintes, ne présente plus que quatre feux allumés et dont les habitants sont tellement terrifiés qu'il laissent à leur Curé ou bien au chef de famille échappé au fléau le soin d'ensevelir, de transporter et descendre eux-mêmes les malheureuses victimes dans leurs tombeaux.....

Du reste, pour vous faire comprendre les frayeurs de toute ma trop malheureuse population, permettez-moi de vous exposer que mardi soir, 25 courant, je trouvai le mari de la première victime couché sur la paille devant une porte d'ami ; aussi je me suis tellement senti ému jusqu'au fond de mes entrailles de Prêtre et d'homme, que *j'ai emporté* sous mon pauvre toit ce cadavre vivant, que j'ai soigné seul jusqu'à extinction de chaleur naturelle. Quelle affreuse nuit, si je n'avais été soutenu par la vue du Sauveur crucifié que le mourant embrassait avec amour ! Mais c'était trop fort pour mon pauvre cœur, et j'aurais étouffé de douleur en l'ensevelissant, si la bonne Providence ne m'eût soulagé par des larmes abondantes.

L'honorable initiative de MM. Naudin, juge de paix à Lorris, et Boyer, médecin cantonal, est venue relever le courage abattu de mes chers enfants, et je ne doute pas que, quand nous irons leur porter dès ce soir l'heureuse nouvelle du sympathique accueil que nous avons trouvé auprès des autorités civiles et ecclésiastiques de Montargis, nous ne les fassions renaître à l'espérance. C'est à vous maintenant, monsieur l'Archidiacre, de couronner l'œuvre si heureusement commencée en nous envoyant immédiatement des Sœurs de la Sagesse, que nous recevrons tous comme des anges consolateurs. Ces bonnes dames trouveront un château ouvert par M. de la Châtaigneraie aux pauvres malades de la contrée.

C'est dans la ferme assurance que toutes mes demandes seront admises et promptement réalisées, que j'ai l'honneur, Monsieur l'Archidiacre, d'être avec une profonde reconnaissance votre très-humble et très-obéissant serviteur.

H. BOULOY, *Curé d'Oussoy.*

reste concentrée jusqu'au 8 août. 19 malades, 17 décès ! A cette dernière date, les habitants effrayés se dispersèrent dans Châtillon où l'épidémie se montra indistinctement dans tous les quartiers de la ville et fit cinquante-quatre victimes, dont neuf sur Sainte-Geneviève.

Ici se termine le long nécrologe dont l'origine se rattache à l'importation faite au Moulin-Neuf par le nourrisson de Paris. Nous avons suivi le fléau comme on suit un voyageur dans toutes ses étapes, et nous avons compté soixante-quatorze victimes sur son passage !

Citons d'autres faits d'importation par des nourrissons, observés, presqu'à la même époque, sur d'autres communes.

St-Maurice-sur-Fessard. — Une nourrice quitte St-Maurice-sur-Fessard, *où il n'existait pas de choléra.* Elle ramène un nourrisson de Paris le 27 juin, et le lendemain cet enfant éprouve des accidents cholériques qui se prolongent pendant plusieurs jours.

L'enfant de la nourrice est pris et succombe le 3 juillet.

Le nourrisson de Paris meurt le lendemain 4.

La nourrice est atteinte d'un choléra grave. Elle reçoit les soins de sa mère, femme Bernier, et parvient à guérir.

Mais la femme Bernier est prise et succombe en 24 heures.

Une de ses filles, la femme Merlin, arrivée de Moulon, commune éloignée *où il n'existe pas de choléra*, pour lui donner des soins, est atteinte à son tour : elle guérit. Enfin le père Bernier éprouve les accidents les plus sérieux et guérit également.

Les six cas de choléra qui s'étaient succédé si rapidement autour du nourrisson de Paris jetèrent l'épouvante dans le bourg de St-Maurice. Personne ne voulut pénétrer dans cette maison.

Il ne se manifesta pas d'autre cas dans la commune de St-Maurice.

Chatenoy. — Julienne Besnard habite une maison isolée au milieu des bois, sur les limites de l'arrondissement. Elle quitte ce pays *où il n'existe aucun cas de choléra* pour aller chercher un nourrisson à Paris. A son retour, le 12 septembre, elle éprouve des accidents graves dont elle guérit. Mais sa mère et son mari furent bientôt pris et succombèrent, le 16 et le 17. Le nourrisson, légèrement atteint, survécut.

Tous ces malades habitaient la même chambre. On n'observa pas d'autres cas dans le voisinage.

CHEVILLON. — L'épidémie fut importée, non par un *petit parisien*, mais par un nourrison de Montargis, de la manière suivante :

La femme Deschamps meurt du choléra à l'hospice de Montargis, le 22 août, laissant un enfant âgé de 6 semaines. Cet orphelin est recueilli et emporté sur la commune de Chevillon, bourg situé à dix kilomètres de Montargis.

Deux jours après son arrivée dans la famille Chevillat, cet enfant est atteint du choléra et meurt dans la journée.

Le 26 août, Chevillat (Pierre) ressent les premiers symptômes de la maladie et succombe, le 28, après avoir reçu les soins assidus de sa femme et de sa fille.

Le 26 août, la sœur de la femme Chevillat, est prise et meurt dans la journée.

Enfin le 1er septembre, Angélique Pépin, âgée de 6 mois, en nourrice chez la femme Chevillat, est encore enlevée par le choléra.

Toute cette famille habitait dans la même chambre d'une maison isolée sur la lisière d'un bois. Pas de voisins, pas d'amis. L'épidémie resta concentrée dans cette maison. On n'observa pas d'autres cas dans la commune.

Épidémie de 1865-66. — Moins meurtrier que le choléra de 1854, grâce aux précautions qui seront prises, le choléra de 1865-66 est cependant encore importé, par des nourrissons de Paris, dans cinq communes : Ste-Genéviève, Douchy, Lorris, Courtenay et Melleroy (Voir carte 2).

En 1865, nous ne constatons qu'un fait d'importation par un nourrisson :

La femme Lelevat, nourrice aux Billionnais, commune de Ste-Geneviève-des-Bois, va chercher un nourrisson à Paris, vers la fin de septembre. A son retour aux Billionnais, elle est prise de diarrhée, ainsi que le nourrisson. Le choléra se déclare et enlève quatre enfants en huit jours. La femme Lelevat guérit.

1866. DOUCHY. — La femme Alexandrine Massé quitte, *bien portante*, le hameau des Charlots *où l'état sanitaire est satisfaisant,* pour aller chercher un nourrisson à Paris. Le lendemain de son retour (20 juillet), elle éprouve, ainsi que son nourrisson, les symptômes du choléra ; elle guérit. Mais le nourrisson succombe le 27. Un enfant de la nourrice, âgé de 4 mois, contracte la maladie et est enlevé le 4 août ; puis, une fille, âgée de 10 ans, est violemment atteinte et guérit.

Tous ces malades reçoivent les soins de la femme Maréchal, de Douchy. Cette dernière contracte la maladie, quitte ceux qui restent de la famille Massé, pour revenir à Douchy où elle demeure dans un corps de bâtiments habité en commun avec les familles Masson et Barbier que le choléra frappera bientôt.

La femme Maréchal, gravement malade, guérit. Son enfant, âgé de neuf ans, est atteint et guérit également. Mais la femme Barbier succombe le 8 août ; Désirée Barbier, sa fille, âgée de 16 ans, succombe le 10 ; enfin la mère Barbier, âgée de 70 ans, meurt le 15.

La femme Masson, âgée de 35 ans, est prise du choléra et guérit ; son nourrisson, Léon Flaming, âgé de 2 mois, meurt le 21 août.

Ces trois familles, Maréchal, Barbier et Masson, ont eu des relations suivies entr'elles, à partir du retour de la femme Maréchal qui a contracté la maladie en soignant les Massé, aux Charlots.

L'épidémie, *importée* de Paris, le 20 juillet, par la nourrice Massé et son nourrisson, s'est donc *transmise directement :*

1° A la femme Maréchal qui a soigné les Massé ;

2° Par cette dernière, aux familles Barbier et Masson.

A partir du 21 août, la filiation des cas nous échappe. Le choléra se propage et se développe dans le bourg et la commune de Douchy où l'on compte près de trente malades et neuf décès.

De proche en proche, et en suivant la vallée de l'Ouanne, l'épidémie s'étend à Triguerres, à Château-Renard, à St-Germain, à Melleroy, à Amilly. Mais, grâce aux précautions hygiéniques sur lesquelles nous reviendrons plus loin, elle fit peu de victimes dans ces communes (Voir carte 2).

Lorris. — Le 31 juillet, la femme Fouassier, qui habite à 100 mètres environ hors la ville, part, bien portante, pour aller chercher un nourrisson à Paris, où elle reste quatre jours au bureau de la rue des Petites-Écuries. Rentrée chez elle, le samedi 4 août, elle fut prise d'une diarrhée qui dura jusqu'au 8, sans qu'elle y attachât d'importance. Mais, le 9, éclate un choléra confirmé, dont les accidents graves, compliqués de symptômes cérébraux, se prolongent jusqu'au 20, puis se dissipent. Elle guérit.

Le 18 août, la femme Fouassier mère, qui habite la même chambre que ses enfants, et qui les a soignés, a été prise du choléra.

Transportée le lendemain à l'Hôtel-Dieu, où elle était seule dans une chambre, elle guérit.

Le 1er septembre, l'enfant Plaises, âgé de 9 mois, dont les parents habitent le même corps de bâtiments que la famille Fouassier, est enlevé en 24 heures.

Le 5 septembre, l'enfant Henry, âgé de 5 semaines (c'est le nourrisson que la femme Fouassier avait ramené de Paris), est enlevé en 12 heures.

Le 11 septembre, la femme Brunet, âgée de 80 ans, qui habite le même corps de bâtiments que les familles Fouassier et Plaises, qu'elle allait souvent visiter pendant le cours de la maladie, éprouve un choléra grave dont elle guérit.

A cette dernière date, l'épidémie ne reste plus concentrée dans le corps de bâtiments où elle a été apportée par la femme Fouassier. On compte alors plusieurs victimes, mais sans pouvoir établir qu'elles aient eu des relations directes avec la famille Fouassier. L'épidémie, ainsi développée par *importation, transmission* et *propagation,* régna pendant six semaines après l'arrivée de la nourrice ; on observa 15 ou 16 cas et on constata huit décès.

Courtenay. — Le 15 août, la femme Alexandrine Perret quitte Courtenay pour aller chercher un nourrisson à Paris, où elle reste une huitaine de jours. Peu après son retour à Courtenay, le nourrisson, puis l'enfant de la femme Perret, éprouvent des accidents cholériques ; la nourrice est atteinte le 26 et meurt le lendemain. Son enfant et le nourrisson de Paris succombent le surlendemain.

L'état sanitaire ne fut pas troublé pendant trois ou quatre jours, puis des cholérines graves et quelques autres cas de choléra se déclarèrent dans la rue Basse, où demeurait la femme Perret, mais on n'observa aucun décès nouveau.

Melleroy. — Aux Arsonnaults, la femme Meunier part dans le courant du mois d'août pour Paris, et en ramène un nourrisson qui tombe malade quelques jours après son arrivée. La nourrice est prise ainsi qu'un nommé Barnier qui fréquentait la maison. Tous ceux qui habitent le hameau des Arsonnaults sont plus ou moins gravement atteints, mais survivent.

A ces faits d'importation, nous ajouterons l'observation suivante, recueillie, dans l'arrondissement de Gien, par le Dr de Montvel, médecin à Briare.

La femme Troquet, habitant, à Chantienne, une maison isolée

sur la commune d'Ousson. va chercher un nourrisson à Paris. La mère de cet enfant venait de mourir du choléra. Le lendemain de son retour, la nourrice tombe malade, mais peu sérieusement : puis, son mari est pris et meurt en douze heures. Son père, habitant Batilly, vient pour le soigner ; il est pris à son tour et meurt en 24 heures.

Le nourrisson a pu échapper à la maladie qui ne s'est pas étendue au-delà.

Faits d'importation par des adultes, dans les communes d'Amilly, Montcorbon, Saint-Germain et Triguerres.

Indépendamment de ces cas si nombreux d'importation dont le point de départ est Paris, et dont les nourrissons sont les principaux agents de transmission, le choléra se développe dans quelques communes sans cause appréciable, puis se propage çà et là par la migration d'individus qui ont contracté la maladie dans ces foyers dont l'origine est inconnue.

Mentionnons quelques uns de ces faits d'importation :

MONTCORBON (1854). — Une femme, âgée de 55 ans, quitte le village, *où le choléra n'existe pas*, pour aller à Saint-Dicy (Yonne), où *elle lessive le linge* d'une femme morte du choléra. Elle est atteinte à son retour et succombe.

Trois autres cas sont observés dans le bourg de Montcorbon, après le décès de la femme qui l'importa.

AMILLY (1854). — Un journalier, nommé Arsonneau, est pris du choléra à Bûges où la maladie sévissait. On le ramène chez lui, à 8 kilomètres de Bûges, au hameau du Génetois, *où l'épidémie n'existe pas*. Il succombe au cinquième jour. Sa femme, sa mère et ses enfants éprouvent de suite des accidents graves. Un enfant meurt. Tous habitaient dans la même chambre.

On n'observa pas d'autres cas dans le hameau du Génetois.

ST-GERMAIN (1854). — La femme Devin, âgée de 42 ans, quitte le hameau de la Pouparderie, *où le choléra n'existe pas*, pour aller donner des soins au sieur Guillon, domicilié dans le bourg de St-Germain, où le choléra s'est développé spontanément. Après la mort de Guillon, elle revient à la Pouparderie, chez sa mère, et quelques heures après son retour, elle éprouve les premiers symptômes du choléra. Elle guérit, mais sa mère fut atteinte et succomba.

TRIGUERRES. — La femme Durand, âgée de 27 ans, domestique à la Tuilerie, près Château-Renard, ressent les premiers symptômes du mal, dans la matinée du 28 août. Elle quitte de suite la maison où elle servait et se réfugie à Triguerres, *où le choléra n'existe pas*, chez une amie où était sa fille, âgée de 4 ans, et elle fait coucher cette petite fille avec elle. Pendant la nuit, le choléra continue avec violence ; la femme Durand meurt le lendemain. Deux jours après, la petite fille est atteinte et succombe.

On n'observa pas d'autres cas dans Triguerres.

A la suite de ces faits d'importation, suivis de *transmission*, rapportons des faits d'importation par des vieillards, non faits suivis de transmission.

Nogent. — On observe un seul cas sur un vieillard qui était allé soigner des parents à Rogny. Le lendemain de son retour, cet homme fut pris et succomba.

Paucourt. — Les époux Poyet, âgés de plus de 60 ans, quittent ce village, *où le choléra n'existe pas,* pour aller soigner leurs enfants atteints de la maladie à Montargis. Après le décès de leurs enfants, ils reviennent à Paucourt; puis, le lendemain, ils sont pris et succombent à quelques jours de distance. Pas d'autres cas dans Paucourt.

Sceaux. — Les époux Farneau quittent Sceaux, *où il n'existe pas de choléra,* pour aller donner des soins à leurs enfants, atteints à Flagy (Seine-et-Marne). Après le décès d'un des enfants, ils reviennent à Sceaux et sont pris par le choléra : tous deux succombent. On n'observe pas d'autres cas dans la commune.

Incubation. — De ces faits d'importation du choléra, on peut déduire l'existence d'une période d'incubation pour cette maladie. Ainsi, des individus quittent un village, un hameau où le choléra n'existe pas, pour aller donner des soins à des parents malades dans une localité infectée. C'est généralement un ou plusieurs jours après leur retour dans le village, épargné au moment de leur départ, encore épargné au moment de leur retour, qu'ils seront atteints, après avoir absorbé les miasmes cholérigènes là où régnait l'épidémie. Comme la plupart des maladies résultant d'une intoxication miasmatique, le choléra présente donc une période d'incubation plus ou moins longue, pendant laquelle la santé n'est point ébranlée en apparence ; rien n'indique la perturbation profonde, mais encore insensible, éprouvée par l'organisme, jusqu'au jour où l'explosion subite des symptômes caractéristiques révèle la nature et la gravité du mal.

Cette vérité a été mise en évidence dans tous les cas dont nous avons suivi la filiation, et nous croyons pouvoir établir que la période d'incubation a une durée variable de deux à huit jours. Si la thérapeutique des accidents confirmés est trop souvent impuissante, il est permis d'espérer que la prophylaxie des accidents imminents est susceptible de quelque progrès. Il y a, sur ce point, matière à de nouvelles recherches et à de nouvelles expériences dont les résultats auront une importance capitale dans la question des quarantaines. Pour prévenir les désastreux effets de la transmission, nous avons, dans la ville de Montargis, soumis à une surveillance de huit jours tous les nourrissons venus de Paris, afin de pouvoir appliquer, en temps utile, les moyens prophylactiques que nous indiquerons plus loin.

II.

*De la transmission. — Ses causes. — Miasmes cholérigènes. —
Conditions qui en favorisent le développement. — Moyen de les
neutraliser. — De l'emploi du chlorure de chaux comme préservatif de la transmission.*

Pour expliquer le phénomène de la transmission, on a été
conduit à bien des hypothèses, parmi lesquelles nous adopterons
celle qui semble justifiée par ce que nous avons observé. Ici,
nous ne pouvons que reproduire ce que nous écrivions en 1855 :

« Le cholérique modifie l'air dans lequel il se trouve, en y
introduisant des éléments nouveaux, des produits morbides,
susceptibles, après une incubation plus ou moins longue, d'engendrer la maladie chez ceux qui les ont absorbés, soit par les
voies respiratoires, soit par la peau (1).

« Les sécrétions et les excrétions des malades renferment
aussi le germe de la maladie.

« Nous avons surtout constaté les faits les plus prompts et les
plus graves de transmission, tant à la ville qu'à la campagne,
chez les individus pauvres : là où les familles étaient rassem-
blées dans une même chambre basse, humide, point ou mal
carrelée ; là où les matières vomies et les déjections alvines
couvraient le sol et les objets de literie. Dans ces conditions hygiéniques déplorables, les familles étaient exposées jour et nuit
à des émanations pestilentielles provenant des malades.

---

(1) Ces idées théoriques, émises en 1854, semblent justifiées par les expériences
récentes de MM. Legros et Goujon, « qui tendraient à démontrer que le choléra
est dû à une altération moléculaire des principes albuminoïdes mêmes du sang, en
conséquence de laquelle ces principes acquièrent des propriétés analogues à celles
de la diastase ; que ces principes ainsi altérés passent dans les diverses déjections
et que des traces peuvent en être entraînées pendant l'évaporation de celles-ci et
par la vapeur d'eau pulmonaire ; que ces substances sont susceptibles de détermi-
ner sur leurs analogues, dans un être sain, une altération semblable à celle qu'elles
présentent quand elles pénètrent dans l'économie. »
(ACAD. DES SCIENCES. *Séance du 11 mars 1867.*)

« *La gravité du choléra,* au point de vue du pronostic, ne dépend ni de la forme, ni de l'intensité des symptômes ; — elle dépend *du moment* où le choléra sévit. Les cas les plus alarmants se terminent souvent par une guérison inespérée, et les cas les plus légers en apparence, par une mort inattendue. Une épidémie peut être très-meurtrière dans un temps de sa durée, très-bénigne dans un autre, suivant que les miasmes cholérigènes sont répandus et absorbés *à une dose qui tue ou à une dose qui ne tue pas.*

« L'air n'est pas le seul milieu qui serve de véhicule à la transmission cholérique ; l'absorption cutanée est aussi périlleuse que l'absorption pulmonaire. Les faits que nous avons observés, notamment à Oussoy et à Montcorbon, nous montrent la transmission opérée par du linge et des objets de literie ayant appartenu à des cholériques. Des faits semblables avaient frappé l'attention des praticiens en 1849. En 1850, M. Pellarin entretint l'académie de médecine d'un cas de transmission par des effets qui avaient servi à un cholérique, plus d'un mois auparavant.

« Dans ces circonstances, on a cherché à expliquer le phénomène de la transmission par une fermentation des matières vomies, laquelle, au bout d'un certain temps, donnerait naissance à des productions cryptogamiques engendrant le choléra (1). »

---

(1) Il n'est pas sans intérêt de rappéler ici les expériences de M. Thiersch : « Le procédé expérimental ayant pour but de provoquer les phénomènes cholériques chez les animaux a été institué par M. Thiersch, de la manière suivante : Il a mêlé à la nourriture d'un certain nombre de souris de petits morceaux de papier à filtre, d'un pouce carré, trempés dans le liquide intestinal des cholériques, puis desséchés. Cette imbibition a été pratiquée sur un liquide frais, puis sur un liquide rejeté depuis 6 jours, et conservé à la température de 10 degrés ; enfin, sur un liquide plus ancien. 104 souris ont avalé ces fragments. 1° Celles qui ont été soumises au traitement des déjections fraîches, n'ont offert aucun symptôme morbide. 2° Sur 34 qui ont avalé du papier trempé dans des déjections anciennes de 3 à 9 jours, 30 devinrent malades et 12 moururent. 3° Les papiers imbibés de déjections plus anciennes ne produisirent aucun effet. M. Thiersch conclut de ces faits qu'il se développe dans les déjections cholériques un principe fixe, et cela dans l'intervalle compris entre le troisième et le neuvième jour après son émission. Cet agent ou principe tonique introduit dans l'organisme des animaux sur lesquels il a expérimenté, a produit un mal souvent mortel, et présentant des lésions intestinales et rénales semblables à celles qu'on rencontre dans le choléra. »

(ACAD. DES SCIENCES. *Séance du* 11 *mars* 1867.)

Emploi des chlorures. — Nos convictions nous ont inspiré, en 1854, un ensemble de mesures prophylactiques dans le but de neutraliser les miasmes en les décomposant par un corps avide d'hydrogène : le chlore (1).

Reproduisons encore textuellement ce que nous écrivions, sur ce sujet, dans les Archives, en 1855 (Mémoire cité p. 579) :

« ....L'emploi du chlorure de chaux, surtout à Montargis, où on pouvait se procurer facilement cette substance, nous a paru coïncider avec des cas qui sont restés isolés ; aussi, nous conseillerons :

1° de placer les malades dans une chambre vaste, où le renouvellement de l'air peut être prompt et facile ;

2° de recevoir les matières vomies et les déjections alvines dans des vases où on aura préalablement versé un mélange de chlorure de chaux et d'eau ;

3° d'enfouir immédiatement ces matières à une certaine distance de l'habitation ;

4° de plonger les linges sales dans des baquets contenant de l'eau chlorurée ;

5° d'employer du chlorure de chaux dans les appartements ;

6° de faire deux frictions par jour, sur le corps du cholérique, avec un linge humecté d'eau chlorurée.

Tels sont les moyens dans lesquels nous aurions confiance pour atténuer les effets de la transmission cholérique. »

Les mesures que nous proposions alors (1854), ne diffèrent pas sensiblement des instructions données, douze ans plus tard, par le Comité consultatif d'hygiène, et adoptées, le 27 juil-

---

(1) Les miasmes sont des émanations qui, bien qu'inappréciables le plus souvent par les procédés de la physique et de la chimie, se répandent dans l'air, adhèrent à certains corps avec plus ou moins de tenacité et excercent sur l'économie animale une influence plus ou moins pernicieuse. Les miasmes sont constitués par les substances organiques de l'air, à divers états de modifications catalytiques. La présence des substances organiques dans l'air a été expérimentalement démontrée par Boussingault, analysant l'air au-dessus des immenses marécages d'Amérique ; il reste aussi à peu près prouvé que ces matières n'existent pas dans l'air même, mais bien dans la vapeur d'eau qui y est en suspension, et qui les supporte avec elle.

(Dictionnaire de Littré et Robin).

let 1866, par l'Administration de l'assistance publique de Paris (1).

L'Académie de médecine de New-York a également consacré notre opinion par les résolutions qu'elle a adoptées sur ce sujet, le 20 juin 1866 (2), considérant que, « *grâce à ces précautions, il n'y aura aucune crainte ni hésitation à avoir à soigner les cholériques,* » et que « *ces mesures sanitaires, municipales, domestiques et personnelles sont les meilleures garanties contre le fléau.* »

L'épidémie de 1866 devait nous fournir l'occasion de vérifier

---

(1) *Note adressée par M. le Directeur de l'Assistance publique aux directeurs des hôpitaux et hospices, pour être annexée à la circulaire du 17 juillet 1866, sur les mesures à prendre à l'occasion du choléra-morbus.*

1° Assainissement du linge provenant du lit des malades, des toiles à matelas, du linge de corps des cholériques, etc. : tremper, pendant une heure environ, les objets à désinfecter dans une solution formée de :

Chlorure de soude. . . 1 litre.
Eau (environ). . . . 9 litres.

2° Désinfection des bassins des urinaux : vider les bassins et les urinaux, puis les tremper immédiatement dans un baquet ou grand seau, renfermant un mélange composé de :

Chlorure de chaux sec. . 500 grammes.
Eau (environ). . . . . 9 litres.

A la fin de la journée, verser le contenu du récipient dans le tuyau de chûte des lieux, et renouveler la solution.

3° Là où il existe des lieux d'aisance perfectionnés, il suffira de laver le vidoir et les urinoirs avec le mélange de chlorure de chaux ci après. Matin et soir, jeter dans l'orifice du tuyau de chûte des lieux un seau de la solution suivante : Sulfate de fer, 500 grammes ; eau, 10 litres ; acide phénique à 1₁100, 100 grammes. Le lavage des surfaces se fera avec : chlorure de chaux sec, 500 gr.; eau, 9 litres, etc.

(2) *Résolutions adoptées par l'Académie de New-York, le 20 juin 1866.*

Jugeant que les excrétions et les déjections des cholériques sont capables, dans certaines conditions locales, de transmettre et provoquer le choléra, il est recommandé de les désinfecter, de les neutraliser par des agents chimiques, ainsi que les vases et les fosses d'aisance, *où doivent toujours se trouver des désinfectants.*

Grâce à ces précautions, il n'y a aucune crainte ni hésitation à avoir à soigner les cholériques.

Ces soins immédiats de propreté et de désinfection des cholériques, des vêtements, literies, et autres objets ayant subi leur contact, comme des personnes les ayant approchés, constituent les principales mesures de toute quarantaine rationnelle et de tout réglement sanitaire externe.

Considérant que ces mesures sanitaires, municipales, domestiques et personnelles, sont les meilleures garanties contre le fléau, l'Académie invite tous les médecins des villes et des campagnes à en recommander partout l'emploi.

de nouveau l'efficacité du chlore et de réaliser les espérances
que nous avions pu concevoir. Avant de citer les faits, un mot
sur la manière d'employer le chlorure de chaux dans la chambre des cholériques.

Les assiettes contenant un peu de cette substance et placées
sur les meubles, comme cela se pratique ordinairement, constituent une application tout à fait insuffisante, n'offrant aucune
garantie sérieuse. Il faut répandre et disséminer sur le sol de
la chambre, une quantité de chlorure de chaux sec, variable
de 100 à 150 grammes pour une superficie de 16 à 24 mètres
carrés; puis, on balaye la chambre avec un balai préalablement
trempé dans un seau d'eau. Le chlorure de chaux, ainsi balayé
et détrempé, forme un badigeonnage qui pénètre dans les in-
terstices des carreaux ou des parquets; l'évaporation du chlore
est lente, générale, et persiste pendant trois ou quatre jours;
on peut l'activer avec de l'eau vinaigrée. Si le malade vomit par
terre, ce qui arrive le plus souvent, les matières vomies s'étalent
sur une surface chlorurée. L'air, saturé de vapeur chlorée, dé-
compose tous les miasmes et détruit instantanément les principes invisibles qui peuvent engendrer la maladie.

Cette opération d'assainissement doit être exécutée *par le médecin,* et sera renouvelée tous les deux ou trois jours, pendant
la durée de la maladie. Malheureusement les familles n'en
comprennent pas toujours toute l'importance et sont arrêtées
par des précautions de propreté ou par l'odeur désagréable du
chlore. Le médecin ne doit pas oublier que les concessions
faites à des considérations aussi secondaires peuvent avoir
pour conséquence la mort de quelques victimes de plus.

Enfin, les cadavres doivent être ensevelis dans un drap im-
bibé d'eau de javel et, la bière, saupoudrée de chlorure de
chaux sec.

Telles sont les précautions que nous avons prises dans la
ville et à l'hôpital de Montargis.

Exposons, maintenant, les circonstances particulières dans
lesquelles nous avons pu employer le chlorure de chaux au dé-
but de la maladie pendant l'épidémie de 1865-66.

L'épidémie apparaît huit fois dans la ville de Montargis, du
25 juillet au 26 novembre : cinq fois par importation, trois

fois sans cause connue. Chaque malade est immédiatement entouré des moyens prophylactiques indiqués plus haut et ces huit cas ne sont suivis d'*aucun fait de transmission*.

A Amilly, à St-Germain, à Château-Renard et à Triguerres, même résultat. Nos confrères, à Château-Renard, ont employé l'acide phénique avec succès.

1er FAIT. *Importation*. — M. R***, 45 ans, négociant, rue Dorée, va passer huit jours à Paris pour ses affaires. A son retour, il est pris de diarrhée qu'il néglige ; quelques jours après, explosion d'un choléra des plus graves.

Chambre très-étroite, mal aérée, dans laquelle le malade reçoit, pendant dix ou quinze jours, les soins assidus et dévoués de sa femme et de sa fille, qui ne quittent pas son chevet. Guérison.

Courant d'air entretenu à l'aide d'un feu de cheminée. Emploi du chlorure de chaux dans la chambre du malade.

Pas de transmission.

2e FAIT. *Importation*. — David (Louis), 60 ans, marchand de vins, allant de Paris à Bourbon-l'Archambault, est pris du choléra en chemin de fer, le 25 juillet. Il descend, pendant la nuit, à la gare de Montargis ; on le transporte chez le sieur Chabrol, aubergiste, où il est recueilli dans une chambre basse et mal parquetée. Nous visitons le malade et notre premier soin est de chlorurer fortement la chambre. Le lendemain, à 8 heures, le malade entre à l'hôpital, où une chambre chlorurée avait été préparée pour le recevoir. Il succombe le soir même.

Pas de transmission.

3e FAIT. *Importation*. — Deux jours après, le 27 juillet, Jean-Baptiste Lamain, 30 ans, est pris du choléra en chemin de fer. Il descend à la gare de Montargis pendant la nuit. On le conduit à l'auberge du sieur Moulin, où il est recueilli dans une chambre que nous chlorurons une heure après son installation.

Le lendemain, transport à l'hôpital dans la chambre spécialement préparée pour le service des cholériques. Lamain, guéri, quitta l'hôpital quelques jours après.

Point de transmission.

4e FAIT. *Importation*. — La femme Vezard, âgée de 25 ans, femme d'un marinier, fut prise du choléra dans un bateau venant de Briare où la maladie sévissait. Elle fut recueillie à l'hôpital et y mourut le 28 novembre.

Mêmes précautions ; point de transmission.

5e FAIT. *Importation*. — La femme Severin, âgée de 33 ans, femme d'un marinier, fut prise du choléra, le 24 novembre, dans un bateau venant de Briare. Elle est recueillie à l'hôpital où elle succombe.

Mêmes précautions ; pas de transmission.

6e FAIT. *Spontané*. — Une femme de 35 à 40 ans, demeurant dans le quartier de la Pêcherie, fut prise d'emblée d'accidents graves. La chambre très-petite qu'elle occupait fut immédiatement chlorurée et la malade transportée à l'hôpital où elle guérit après dix ou douze jours de traitement.

Pas de transmission.

7e FAIT. *Spontané*. — Mme R***, 45 ans, rue Dorée, fut prise subitement d'un choléra très-grave. Elle reçut pendant dix ou douze jours les soins les plus assidus de son mari, de sa fille et de sa mère.

La chambre, mal aérée, peu vaste, parquetée, fut chlorurée pendant toute la durée de la maladie. La malade guérit.

Pas de transmission.

8e FAIT. *Spontané*. — Le sieur B***, horloger, rue de la Pêcherie, est pris d'un choléra grave. 10 ou 12 jours de maladie.

Emploi du chlore ; pas de transmission.

9e FAIT. *Spontané*. — La femme Merlin, domiciliée au moulin Charrier, commune d'Amilly, fut prise du choléra pendant que son mari était convalescent d'une fièvre muqueuse. Ils habitaient, avec un enfant, une chambre basse, humide, sur le bord de la rivière. Cette femme, pendant sa maladie, reçut les soins de parents et d'amis nombreux. Nous avons compté quatorze personnes autour de son lit, la nuit de sa mort. Nous avions chloruré à plusieurs reprises sa chambre.

Pas de transmission.

3e FAIT *se rattachant à la propagation de l'épidémie de Douchy à Triguerres*. — Dans une maison isolée, placée sur le bord de la route de Triguerres à Douchy, habitent, dans deux chambres séparées, deux familles pauvres. L'une d'elles, la famille Ledez, composée de neuf personnes, le père, la mère et sept enfants, est la première atteinte. En 24 heures, la mère et un enfant sont emportés ; le père et une fille tombent malades ; mais, la chambre où sont les deux cadavres des premières victimes est inhabitable. Ledez et ses cinq enfants se réfugient chez son voisin, Edme Bosson, qui les installe dans sa chambre, déjà occupée par ses quatre enfants. Nous avons visité ces malades, le 25 août. Toutes les conditions qui peuvent favoriser la transmission se trouvaient là réunies. Les chambres de Ledez et de Bosson furent immédiatement chlorurées. Ledez guérit.

Pas de transmission.

Nous pourrions multiplier les observations. Nous nous bornons à relater celles qui sont relatives à des malades que nous avons vus et soignés dans des maisons qui ont été pour nous l'objet d'une surveillance particulière.

En résumé, nous pouvons dire en 1866 comme en 1854, mais d'une manière plus affirmative :

« L'emploi du chlorure de chaux, surtout à Montargis, a *toujours* coïncidé avec des cas qui sont restés isolés. Nous n'hésitons donc pas à considérer cette substance, employée suivant notre méthode, comme étant l'une des plus efficaces pour empêcher les effets de la transmission cholérique. Nous pensons n'avoir pas besoin d'insister sur l'importance de l'ensemble des mesures hygiéniques que nous avons indiquées. Dès l'apparition du fléau, il faut cerner le premier cas, entourer de précautions tout malade isolé et se préoccuper principalement de neutraliser les forces d'expansion miasmatique qui peuvent favoriser la transmission et la propagation de la maladie. C'est ainsi que l'épidémie de Douchy a pu être atténuée dans sa propagation à Triguerres, Château-Renard et St-Germain. C'est ainsi que la ville de Montargis, qui a payé un si large tribut aux épidémies de 1832, — 1849, — 1854, — a presque complètement échappé au choléra de 1866, — malgré cinq faits d'importation et deux cas sans cause connue, qui n'ont été suivis d'aucun autre cas.

Ces effets du chlore, signalés par M. Nonat à l'Académie de médecine, ont été affirmés par M. Dumas à l'Académie des sciences le jour où le célèbre chimiste est venu déclarer, qu'à Paris, on n'avait relevé qu'*un seul cas* de choléra parmi les nombreux employés des pompes funèbres, et, qu'aucun cas n'a été remarqué parmi les femmes chargées du blanchissage des hôpitaux de Paris. Bien que M. Dumas se soit borné à énoncer ce fait, on sait que les mesures que nous avons indiquées en 1854 (voir *Archives*) ont été employées en 1866 par l'administration des hôpitaux pour désinfecter le linge des cholériques, et que les corps étaient scellés dans une bière amplement pourvue de sel désinfectant.

L'application des propriétés du chlorure de chaux à la destruction des miasmes cholérigènes, nous ayant donné de bons résultats dès 1854, et nos expériences récentes (1866) ayant confirmé nos prévisions, nous avons insisté longuement sur le moyen le plus sûr, suivant nous, d'arrêter les effets de la transmission. D'après quelques expérimentateurs, d'autres corps, le sulfate de fer, l'acide phénique (1), certaines essences, etc., jouiraient de propriétés analogues.

---

(1) Voir le travail de M. Grimaud de Caux : *Du choléra, du moyen de s'en préserver et de son traitement spécifique* (PARIS, 1866), et plusieurs mémoires du même auteur, présentés à l'Académie des Sciences.

— Nous appellerons l'attention des expérimentateurs sur le nitrate de plomb, sel qui possède des propriétés désinfectantes très-énergiques. Il y a quelques années, un chimiste nommé Ledoyen avait eu l'heureuse idée d'employer des toiles à tenture imprégnées d'une solution de nitrate de plomb uni à un autre sel très-déliquescent, pour désinfecter l'air des salles des hôpitaux. Ces toiles hygrométriques, d'un canevas assez lâche, conservaient une certaine humidité qui leur permettait de fonctionner pendant plusieurs jours. Nous les avons utilisées à l'hôpital de Montargis pour détruire l'odeur insupportable répandue dans la salle par un malade atteint d'une affection cancéreuse. Les toiles, tendues sur des cadres de bois formant panneaux, furent ajustées aux tringles du lit du malade. Toutes les exhalaisons provenant de la plaie ne pouvaient pénétrer dans la salle sans avoir été tamisées par le canevas désinfectant. Le résultat obtenu fut complet : l'odeur était nulle autour du lit. On ne s'est pas assez préoccupé des nombreuses applications dont ces toiles hygrométriques peuvent être l'objet. Elles détruiraient certainement le germe d'un grand nombre de maladies infectieuses, épidémiques ou épizootiques. Leur emploi dans les magnaneries pourrait prévenir l'invasion des maladies qui font périr les vers à soie. Tendues aux fenêtres des étables ou sous forme de portières mobiles, peut-être préserveraient-elles les bêtes à corne des affections typhiques. L'idée de Ledoyen doit être le point de départ de bien des expériences nouvelles.

III.

Des mesures administratives qui peuvent empêcher l'importation et la transmission du choléra dans les campagnes. — Précautions prises à Montargis. — Visites préventives faites aux nourrissons.

Toutes les mesures hygiéniques que nous avons conseillées en 1854 et dont nous avons éprouvé l'efficacité en 1866, seraient insuffisantes dans la grande majorité des cas, si l'autorité administrative ne se préoccupait pas, en ce qui la concerne, des moyens à employer pour empêcher la diffusion du fléau en province par les nourrissons de Paris. Ces pauvres enfants, transportés des foyers épidémiques dans nos hameaux, échappent à toute surveillance : là est la cause principale des grandes catastrophes dont nous avons été témoin. Le médecin, plus ou moins éloigné des malades, n'est souvent appelé qu'après le premier ou le second décès, mais il est déjà trop tard pour neutraliser complètement les miasmes délétères qui engendrent la maladie.

A Montargis, pour prévenir de pareils malheurs, nous avons assujetti toutes les nourrices à des visites régulières pendant les huit jours qui ont suivi leur retour de Paris. Nous nous rendions au domicile de toutes celles qui ne pouvaient venir nous présenter leurs enfants, le matin, à l'hôpital. La période d'incubation n'excédant par une semaine, la surveillance n'excédait pas ce temps.

Les femmes qui font leur industrie d'élever des nourrissons, ne peuvent en obtenir dans les bureaux de Paris qu'en présentant un certificat spécial délivré par le maire de la commune qu'elles habitent. En temps d'épidémie, n'est-ce pas un devoir pour les maires de prévenir ces malheureuses des dangers auxquels elles s'exposent? N'est-il pas permis aux fonctionnaires publics de se montrer un peu — difficultueux — dans la délivrance de ces certificats ?

S'il est quelquefois difficile de prendre des mesures qui entravent la liberté individuelle, on peut toujours imposer un réglement d'utilité publique à une industrie malsaine. Nous exprimerons donc le vœu :

1° Que des visites préventives, quotidiennes et obligatoires soient faites au domicile des nourrices pendant les huit jours qui suivront leur retour de Paris, comme cela s'est pratiqué à Montargis ;

2° Que les nourrices qui ne pourront recevoir la visite du médecin, en raison des distances, séjournent, pendant huit jours, dans l'hôpital du chef-lieu de canton où dans tout autre endroit désigné par l'autorité.

Nous nous bornons à de simples indications, laissant à l'autorité administrative le choix des mesures pour empêcher la dissémination de ces germes de mort qui ont désolé tant de villages sous nos yeux.

En résumé, nos observations et nos expériences, depuis 1854, établissent que :

1° Le choléra se développe de trois manières :

a. Par *importation*, ou par la migration d'individus infectés dans des localités saines.

b. Par *transmission*, plus ou moins directement, soit par les personnes, soit par les choses, après un ou plusieurs faits d'importation.

c. Par *propagation*, en vertu de causes inconnues et d'une force d'expansion propre à la maladie.

2° L'aptitude à contracter la maladie est la même pour tous les âges ; les enfants semblent transmettre le choléra plus activement que les adultes ; et ceux-ci plus facilement que les vieillards.

3° Il y a pour le choléra, comme pour d'autres maladies infectieuses, une période d'incubation d'une durée variable entre 48 heures et huit jours.

4° Les nourrissons de Paris, quand le choléra y sévit, sont pour la province des agents d'*importation* redoutables ; dès leur arrivée dans les communes rurales ils doivent être, pendant huit jours, l'objet d'une surveillance spéciale.

5° Si l'*importation* peut déjouer, dans un même pays, les mesures que la prudence inspire ; s'il n'est point de barrière à opposer au développement par *propagation,* l'hygiène est toute puissante pour arrêter la *transmission.* Là, est la sauvegarde de la société menacée dans sa sûreté.

6° La gravité de la maladie dépend de la quantité de miasmes absorbés.

Le *chlore*, en décomposant instantanément les miasmes cholérigènes, constitue un préservatif d'un effet sûr et rapide ; il doit être employé suivant nos prescriptions (1854 et 1855) pour empêcher le développement du choléra par *transmission.* D'autres corps, jouissant de propriétés analogues, peuvent être utilisées dans le même but.

ÉPIDÉMIE DE 1854.

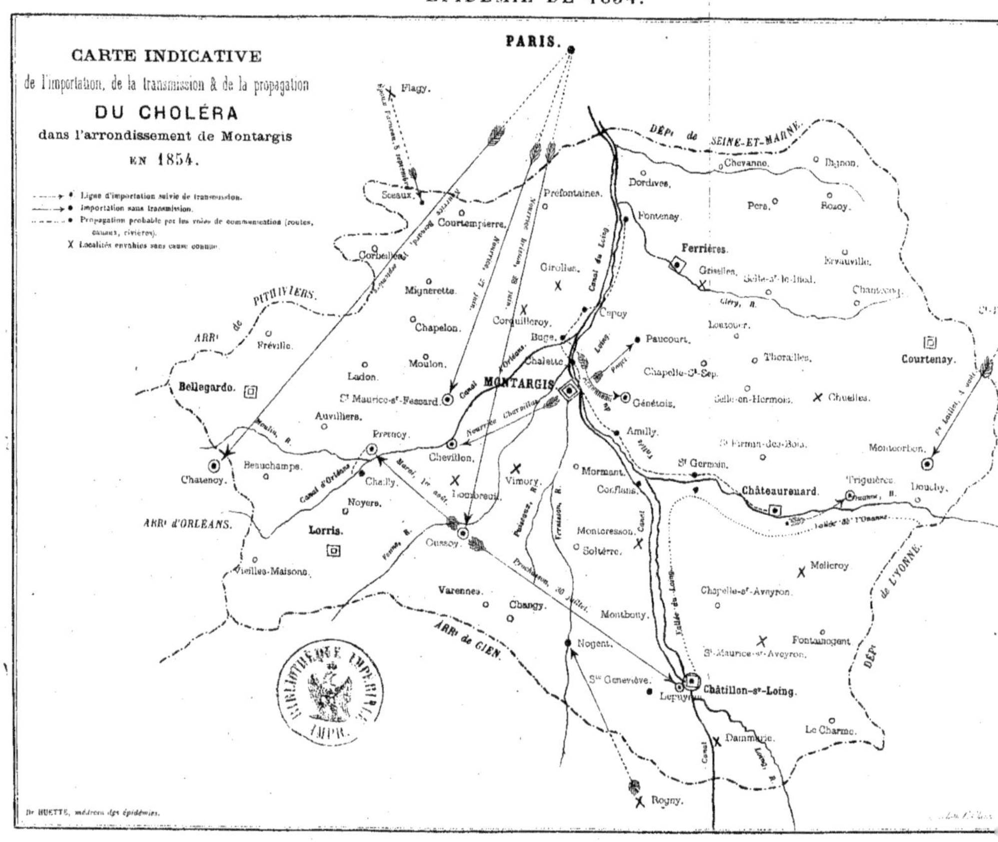

ÉPIDÉMIE DE 1865-1866.

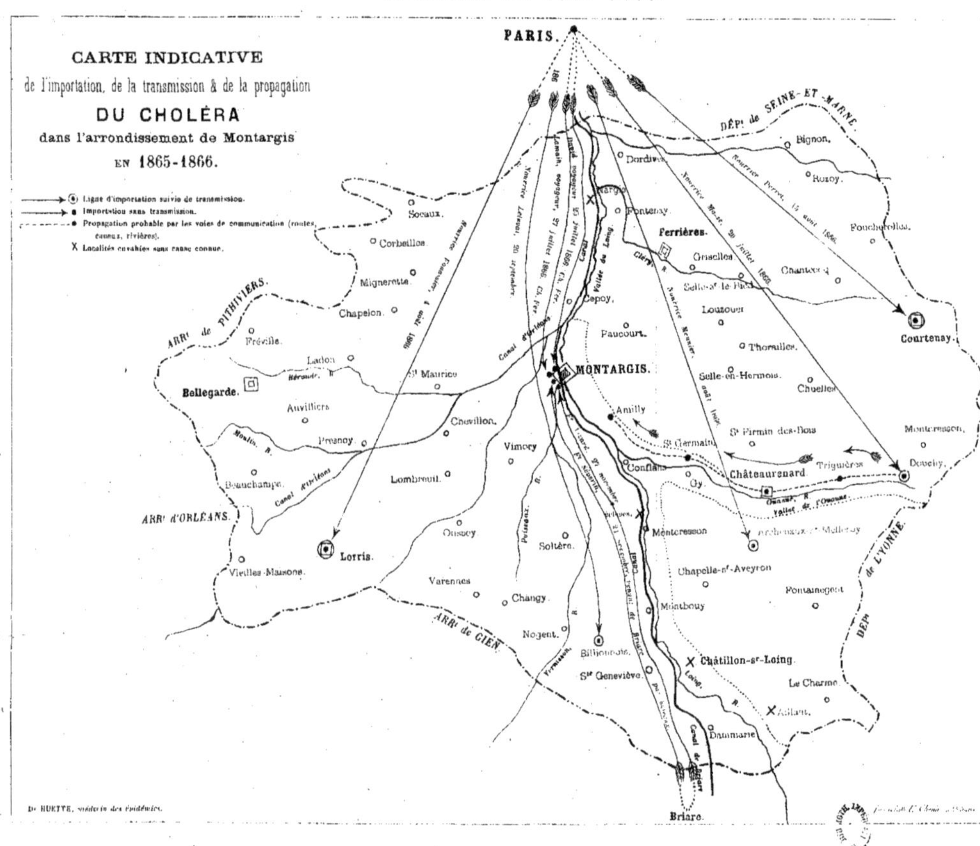

CARTE INDICATIVE
de l'importation, de la transmission & de la propagation
DU CHOLÉRA
dans l'arrondissement de Montargis
EN 1865-1866.
Ligne d'importation suivie de transmission.
Importation sans transmission.
Propagation probable par les voies de communication (routes, canaux, rivières).
X Localités envahies sans cause connue.
PARIS.
DÉPt de SEINE-ET-MARNE.
Bignon.
Rozoy.
Foucherolles.
Dordives.
Fontenay.
Ferrières.
Griselles.
Chanteau
Solterre-le-Puits.
Socaux.
Corbeilles.
Loutour
Thorailles.
Courtenay.
Mignerette.
Capoy.
Paucourt.
Chapelon.
ARRt de PITHIVIERS.
Fréville.
Selle-en-Hermois.
Ladon
Chuelles.
St Maurice
MONTARGIS.
St Firmin-des-Bois.
Montcresson.
Bellegarde.
Auvilliers.
Anilly
Chuvillon.
St Germain
Douchy.
Presnoy.
Vimory
Conflans.
Châteaurenard
Triguères
ARRt d'ORLÉANS.
Lombreuil.
Gy.
Beauchamps.
Ousnoy
Montcresson
Melleroy
Soltèra.
Chapelle-st-Aveyron
Lorris.
Vieilles-Maisons.
Varennes
Fontenegent
Changy.
Montbouy
Nogent.
ARRt de GIEN.
Billionnois.
Châtillon-sr-Loing.
Ste Geneviève.
Le Charme
Aillant.
Dammarie
Briare.
Dr HUETTE, médecin des épidémies.

www.ingramcontent.com/pod-product-compliance
Ingram Content Group UK Ltd.
Pitfield, Milton Keynes, MK11 3LW, UK
UKHW021203140726
13695UKWH00005B/2303